I0073734

EAUX THERMALES

DE

LAMOTTE-LES-BAINS

ARRONDISSEMENT DE GRENOBLE,

PAR

VICTOR BALLY.

⬦

PARIS.

IMPRIMERIE DE BOURGOGNE ET MARTINET,
RUE JACOB, 30.

1844.

Te163
1000

EAUX THERMALES

DE

LAMOTTE-LES-BAINS

ARRONDISSEMENT DE GRENOBLE,

PAR

VICTOR BALLY.

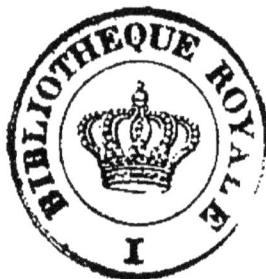

PARIS.

IMPRIMERIE DE BOURGOGNE ET MARTINET,
RUE JACOB, 30.
1844.

163
e 1000

AUX MEMBRES

DE LA

SOCIÉTÉ DE STATISTIQUE

DU DÉPARTEMENT DE L'ISÈRE.

MESSIEURS,

La fondation d'une Société de statistique dans l'un des départements les plus riches en minéralogie, géologie et botanique était une grande et utile conception: aussi, ce fut pour moi un honneur, que j'ai su apprécier, d'être admis au nombre de vos collaborateurs. Daignez, messieurs, agréer l'hommage de l'opuscule sur les eaux thermales de Lamotte, comme un témoignage de ma respectueuse reconnaissance. Tout ce qu'il renferme est en rapport avec la nature de vos travaux.

Victor BALLY,

Membre du conseil supérieur de santé, de l'Académie royale de médecine; de la Société de statistique de Grenoble, etc., médecin honoraire des hôpitaux de Paris.

EAUX THERMALES

DE

LAMOTTE-LES-BAINS

———◦———

Malgré les immenses travaux de l'Académie royale de médecine, qui a mission de s'occuper spécialement des eaux minérales ; malgré ceux des chimistes des diverses facultés, on semble ignorer encore qu'il en existe en France qui l'emportent comme moyen thérapeutique sur celles de l'étranger. Soit ignorance, soit défaut de patriotisme, on semble se glorifier d'aller porter son tribut chez nos voisins, lorsqu'on a mieux chez soi. Il est, par exemple, dans l'arrondissement de Grenoble des sources dont la supériorité sur celles de Baden, d'Aix-la-Chapelle, de Seltz, est inconstestable. Le gouffre des jeux de hasard n'y est pas ouvert ; et au lieu de cette

1

main de fer qui vous déchire lorsqu'on vient d'engloutir sa fortune, on sort de nos montagnes avec une santé raffermie, des souvenirs de bonheur, et une conscience que rien n'agite, rien ne trouble. Les sites y sont bien autrement agréables et pittoresques. Est-il rien de plus frais, de plus gracieux que la vallée d'Allevard, appendice de la luxuriante vallée de Grésivaudan? Trouvez une position plus originale, où l'air soit plus léger, où l'atmosphère soit plus égale, où l'on respire plus librement qu'au château de Lamotte-les-Bains! Et néanmoins la déplorable habitude, l'esprit dominateur de la routine, vous entraînent ailleurs!

Ces réflexions m'assiégeaient au milieu de mes excursions botaniques, dans ces Alpes si chéries de notre célèbre Villar. Je m'attachais alors à visiter ces piscines destinées au soulagement de tant d'infirmités, et je dus m'arrêter plus spécialement à celle qui, thermale et puissante, était encore la moins connue. L'idée de concourir à doter notre département d'un trésor qu'une providence libérale lui offrait me parut une belle et

utile tâche. Mais écrire sur un établissement de ce genre lorsqu'il est confié à des
entreprises qui l'exploitent, c'est soulever
les questions les plus délicates; ces questions veulent être traitées avec toute liberté
de conscience, et avec un jugement qui soit
l'expression d'une pleine et entière convic-
tion. Si l'équité veut qu'on emploie un style
laudatif, l'auteur n'échappe pas à la mal-
veillance, et la calomnie proclame que sa
plume est soudoyée. Une semblable imputa-
tion m'a paru injurieuse, et j'ai dû d'avance
la repousser pour mes confrères, médecins
hydrologues, comme pour moi. Dans notre art
on sait trouver de douces récompenses dans
le bien qu'on fait, et une entière satisfaction
dans le soulagement de ses semblables.

Précédé dans la même carrière par des
hommes d'un talent reconnu, il y avait quelque témérité à vouloir essayer une espèce de
monographie sur les eaux chaudes de Lamotte-les-Bains; mais j'ai cru devoir rendre
à mes compatriotes un compte raisonné et
de mes observations et de l'analyse chimique
à laquelle j'ai concouru avec M. Ossian Henri,

au nom de l'Académie et par ordre du ministre. Comparée ensuite avec les travaux de nos prédécesseurs, on pouvait, après avoir acquis une connaissance positive des matériaux intégrants, hasarder des opinions sur l'efficacité de ces eaux, puisque l'action d'un médicament doit, à la rigueur, se composer de l'action connue de chacun de ses éléments.

Dès ce moment, il était permis de considérer comme une bonne fortune la découverte de quelques principes nouveaux qui expliquent aujourd'hui les effets obtenus dans certaines affections qui avaient résisté à l'emploi le plus rationnel, le mieux entendu des autres moyens. Mais n'anticipons pas.

L'arrondissement de Grenoble est, sous bien des rapports, favorisé du ciel. Nul, par exemple, à une exception près, ne saurait lui être comparé pour le nombre, la variété et l'efficacité de ses eaux minérales. Il offre cette particularité, qui est encore un bienfait, qu'aucune d'elles ne ressemble exactement à une autre. Des établissements élevés à grands frais ne peuvent se nuire, tandis que tous les maux y trouvent toutes les espèces de soulagements.

Allevard et Vriage ont des sources sulfureuses ; mais elles diffèrent par la force de l'élément principal, l'acide sulfhydrique, et par la diversité de ses combinaisons salines. Celles du Monestier de Clermont et d'Oriol sont gazeuses-acidules ; elles se placent à côté de celles de Bussang, et l'emportent sur Seltz et Spa par la variété des matériaux qui les composent et par la quantité de peroxide de fer ; enfin Lamotte-les-Bains se distingue par la haute température de ses thermes et par une abondance de substances salines que rien ne saurait égaler. Ajoutons que là est une source ferrugineuse, que j'ai déjà fait connaître, et dont l'emploi, qu'elle soit seule ou mariée à l'eau de Lamotte, ajoutera encore aux moyens dans la curation de ces protées qu'on nomme maladies chroniques.

Ces trésors étaient enfouis et presque oubliés, lorsqu'un philanthrope (1) plein de zèle, de désintéressement et d'humanité,

(1) M. Subit, de Lyon.

1.

vint consacrer son temps et sa fortune à une espèce de résurrection : ainsi la renommée signale Péligot comme ayant fait les mêmes sacrifices et les efforts les plus éclairés pour populariser les eaux d'Enghien, riches en acide sulfhydrique. Mais ce que la reconnaissance publique n'a pas assez fait connaître, c'est que le bienfaisant et généreux B. Delessert fut le génie qui exhuma l'établissement de ses ruines.

Les efforts de M. Subit furent bientôt appréciés et encouragés par l'administration départementale et par le conseil général. On accorda quelques fonds, afin de rendre l'accès plus facile, et dès ce moment on vit s'ouvrir des routes commodes et sûres. Enfin le ministre du commerce et de l'agriculture s'associa à cette grande œuvre par l'envoi de secours qui attestaient l'intérêt qu'il prenait au succès d'une entreprise toute nationale (1).

(1) Depuis la publication de ma première Notice, j'ai découvert plusieurs sources sulfureuses au pied des monts qui constituent le grand cirque de l'Oisans. D'autres, toutes ferrugineuses, à Maillot, à plusieurs centaines de mètres au-dessus du Freney.

On n'est pas toujours heureux dans le
choix des médecins inspecteurs des eaux.
Le hasard, les sollicitations font souvent les
frais des nominations. Par un bonheur rare,
Lamotte-les-Bains a été favorisé sous ce rapport. A un médecin de mérite, trop tôt
enlevé à l'art, a succédé un médecin d'un
égal mérite. M. le docteur Buissard a bien
prouvé qu'il était digne de l'estime du public par ses deux comptes-rendus. Les résultats pratiques qu'il a publiés augmenteront
inévitablement la confiance que la composition chimique des eaux avait fait naître.
Qu'il me soit donc permis de donner par
anticipation le catalogue des maux qui ont
obtenu ou guérison ou soulagement entre
ses mains. M. Buissard a constaté des succès
dans les rhumatismes anciens, la chlorose,
les affections cutanées, le lumbago ou os-
phyalgie, les hydarthroses, la sciatique, la
gastro-entéralgie, la myélite chronique, les

Celles-ci, qui sont dans des lieux presque inacces-
sibles, ne se prêteraient point à un établissement;
mais je les ai signalées comme utiles dans certaines
maladies aux habitants des hameaux voisins.

tumeurs blanches, les atrophies, les caries,
la leucorrhée, les douleurs ostéocopes et
autres symptômes de syphilis constitution-
nelle, les rétractions musculaires, l'hygro-
ma, les scrofules, les favus, et en général
toutes les maladies cutanées ou dermatoses.

Reprenons l'historique : vers le milieu du
XVIᵉ siècle, à cette époque où toutes les intel-
ligences semblaient s'agrandir, où les arts,
les lettres et les sciences commençaient à
secouer la poussière du néant, une ère nouvelle vint revivifier l'art médical. On s'oc-
cupa de ces piscines si vénérées des vieux
Romains, si abandonnées ou méconnues
dans le moyen-âge. Les thermes de Lamotte
ne furent point oubliées, et on les montra
dans un gouffre presque stygien. Alors et
depuis parurent des écrits qui éveillèrent
l'attention, sans que ce retentissement déter-
minât la création d'un établissement convenable. Les docteurs Tardin, Nicolas, et, plus
près de nous, Billon, Billerey, Gachet,
MM. les docteurs Breton, Leroi, Sylvain
Eymard, Buissard, et M. Gueymard, ingénieur en chef des mines, figurent honora-

blement dans cette pléiade d'hommes distingués.

J'ai dit que l'Académie fit procéder à l'examen de l'eau que j'avais fait puiser avec grand soin à la source. On reconnut avec satisfaction que l'analyse de l'Académie se rapprochait sous beaucoup de rapports de celle des savants chimistes de Grenoble. Toutefois, M. Henri Ossian signala de nouveaux corps, dont le plus important pour la thérapeutique est le brome. La présence de cet élément précieux place l'eau de Lamotte au-dessus de celles qui sont connues comme thermales, Bourbonne, Balaruc et Hall exceptés.

La commune de Lamotte-les-Bains est située à 32 kilomètres de Grenoble, et à 475 mètres au-dessus du niveau de la mer. Il y a une progression remarquable depuis les villes de Lyon et de Grenoble, qui sont, la première à 162, et la seconde à 213. Sa latitude est de moins de 45° ; près de quatre degrés plus rapprochée du sud que Paris. Cette élévation a été justement vantée par les docteurs Leroy et Buissard. Le premier, épuisé par de longs travaux scientifiques et une convalescence pénible, quitta Grenoble pour respirer un air plus élastique, plus pur ; il retrouva dans la localité si saine de Lamotte une dose de forces et une activité de fonctions qu'il aurait vainement demandées ailleurs.

Avant de s'éloigner du foyer domestique pour aller au loin chercher du soulagement, l'être souffrant ou valétudinaire s'informe avec soin si la localité où il va dresser sa tente est irréprochable sous le rapport de la pureté de l'air. Il sait que la salubrité du sol et l'égalité comme la douceur de la température, concourront puissamment à favoriser l'action des eaux.

Les hommes veulent recouvrer la santé ou vivre avec le moins de souffrances possible, et ils ont raison ; mais le déplacement est un sacrifice qui touche aux intérêts physiques et moraux. Une espèce d'instinct, à défaut de ces sciences qui placent nos époques si haut, faisait comprendre à nos aïeux que pour revivifier les forces, il ne faut pas s'ensevelir dans les nombreuses cités, ni plonger son domicile dans des vallées basses où l'air et la lumière pénètrent difficilement. Les vallées humides, celles où le soleil s'éclipse de bonne heure, et où la ventilation est difficile, attestent, par des maladies endémiques et par la fréquence de l'hypersarcose du corps thyroïde, que le choix d'un séjour même momentané ne saurait être indifférent. Dans l'antiquité, les temples du dieu d'Épidaure étaient placés sur des collines élevées, ombragées par de frais bosquets, arrosées d'eaux cristallines murmurant sur un sol caillouteux, loin des marnes et des argiles qui retiennent l'humidité à la surface. Ils ne savaient pas que les arbres verts dépouillent l'atmosphère de son excès d'acide carbonique, et rendent de l'oxigène en échange. Mais l'expérience, le premier des maîtres en hygiène, leur apprenait chaque jour qu'ils respiraient mieux sur les hauteurs que dans les fonds qu'elles encaissent. L'expérience leur disait que la vigueur y augmente, et qu'en descendant dans la plaine, on sent à cette vigueur succéder la fatigue et une espèce de prostration. Voyez nos montagnards, hommes herculéens, à teint foncé, à muscles saillants, à voix pleine et sonore, à esprit vif et gai ; comparez-les aux habitants de nos cités dont le tissu est fin et délicat, la fibre molle et peu énergique, et vous comprendrez sur-le-champ la différence qu'introduit dans la nature humaine le plus ou le moins de latitude de profil.

Pour bien apprécier l'importance que les anciens attachaient à une situation salubre, il faut consulter les traces des camps romains, et se demander si jamais ils les plaçaient dans des bas-fonds. Ce n'était pas seulement comme moyen de défense qu'ils choisissaient les lieux élevés, c'était dans un but de conservation de la santé du soldat.

Ces diverses considérations me reportent naturellement à la position du château de Lamotte, siége principal de l'établissement. Il est assis sur un point culminant, dans un vallon ouvert de l'est à l'ouest ; mais protégé à droite et à gauche par de hautes montagnes. Le Monteynard surtout le garantit contre le vent glacial du nord. Exposition heureuse qui, jointe à une atmosphère d'une pureté proverbiale, et à une latitude de 44° et quelques minutes, entretient une température tellement égale et douce, que la vigne et le mûrier y prospèrent parfaitement.

Les fièvres d'accès, ce fléau des plaines basses, y sont inconnues, et nulle maladie endémique n'y assombrit l'existence. La choladrée lymphatique (1), ce monstre géant, l'effroi des populations, le désespoir des médecins, n'étendit point ses nuages de plomb sur cette contrée. Il est juste de dire que la belle vallée du Grésivaudan et les divers arrondissements de l'Isère furent également épargnés.

Des observations multipliées et dignes de foi enseignent que pendant l'été le thermo-

---

(1) Choléra indien ; maladie dans laquelle le sang se sépare brusquement en deux parties, la lymphe ou eau qui s'échappe entraînant l'albumine avec elle, et le cruor ou fibrine colorée, partie épaisse comme la gelée de groseille, qui reste dans les vaisseaux. Jamais maladie ne mérita moins que celle-ci le nom de *choléra*, car la sécrétion bilieuse y est totalement suspendue.

mètre n'y descend jamais au-dessous de 11°
centigrades. Dans les latitudes intertropi-
cales, aux Antilles surtout que j'ai habitées,
on le voit fréquemment s'abaisser à 15 ou 16°
dans les plaines, et à 8 ou 10° sur les montagnes ou mornes. Des transitions aussi brusques y sont fatales. L'homme, celui surtout
qui n'est point façonné aux climats brûlants, supporte avec peine un passage de
30° à 8 ou 10.

Qui pourrait nier, d'après ce qui précède,
que le séjour de Lamotte-les-Bains est pré-
férable à celui des régions équinoxiales, à
celui de nos plaines, à celui de nos villes?
Dans les régions équinoxiales, les rosées sont
si abondantes qu'il est téméraire de braver
le serein lorsque le soleil est sous l'horizon.
Ce fut à une imprudence semblable que je
dus, peu de jours après mon arrivée à Haïti
(Saint-Domingue), l'invasion de la fièvre
jaune. A Lamotte, on peut impunément respirer l'air frais, se promener, jouir d'un ciel
brillamment étoilé, sans le moindre danger.
Jamais on n'y rentre avec les habillements
trempés par l'humidité. Il n'est pas indis-

pensable au reste de diriger sa pensée vers l'équateur pour apprécier ces palpables différences. Beaucoup d'établissements célèbres, les thermes de Plombières, par exemple, sont soumis aux mêmes inconvénients. Dans cette dernière localité les sources sont partout, au pied des habitations, dans les rues ou dans une rue étroite. Le bourg est encaissé au fond de montagnes vosgiennes qui triomphent trop tôt de la salutaire influence des rayons solaires. Qu'on ne m'accuse pas de vouloir déprécier un établissement pour rehausser le mérite d'un autre : c'est un simple avertissement pour la nuit que je donne en qualité de médecin. Les eaux de Plombières, analogues sous beaucoup de rapports à celles de Lamotte, jouissent de vertus incontestables, et l'expérience atteste chaque jour leur efficacité; mais je dois la vérité sur tous les points que j'aborde. Je dois également ajouter ici que M. Pâtissier, dans son tableau, place les eaux de Plombières au-dessous de celles de Lamotte pour l'énergie.

Un médecin d'un esprit cultivé et profond, M. Réveillé-Parise, a, en l'honneur des eaux sulfureuses d'Enghien, chanté dans une gracieuse prose les merveilles de la vallée de Montmorenci; sa plume d'or décrit avec une supériorité remarquable cette contrée, vrai Eden où le luxe parisien étale toute sa pompe et la mode toutes ses folies. La situation d'Enghien au bord d'un étang et sur un sol d'où l'eau minérale émerge dans plusieurs points, permet de jouir pleinement de tous les charmes de la vie des champs, pourvu qu'on reste claquemuré dès que le soir approche. Mais alors on est amplement dédommagé par les agréments qu'on trouve dans d'aimables réunions.

A Lamotte, ventilée parfaitement et assise sur un sol calcaire, poreux et incliné, entourée de deux ruisseaux qui roulent en murmurant leur pur cristal pour concourir à la formation d'une des plus belles cascades qui existent ; à Lamotte il n'y a jamais d'atmosphère humide ni de brouillards. Si des touristes ou des valétudinaires sont curieux de visiter les sources thermales, ils doivent en partant du château descendre par une pente douce, qu'on peut faire à cheval, à une profondeur de 263 mètres. Ils longent un sentier très pittoresque bordé d'arbres de haute futaie, au milieu d'une atmosphère parfumée par les émanations des fleurs, et notamment par l'absinthe et les élégants cytises. On découvre alors le temple mystérieux où la divinité se chauffe à une température constante de 60°. Il n'est pas commun de rencontrer une aussi haute température. On cite les Geysers d'Islande, les fontaines de Saint-Michel des Açores, celle de Hamman-Mez-Koutin, Algérie, qui sortent bouillantes des entrailles de la terre. Ces dernières sont dues à des terrains anciennement volcanisés, et partent sans doute d'une grande profondeur. Celles des Açores déposent, en effet, des quantités considérables de silice en fusion dont elles pétrifient les matériaux environnants. Or, l'on sait que dans nos creusets nous ne pouvons fondre cette silice, acide silicique, ou mieux la réduire à l'état gélatineux, qu'en l'associant alcali.

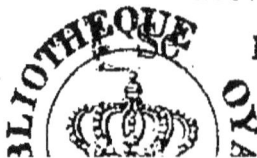

rer longuement à des conjectures

sur la profondeur du point de départ des eaux de Lamotte, serait pour le médecin une étude de pure curiosité. Cependant un mot sur ce fait capital ne sera pas déplacé ici. Les géologues modernes ont singulièrement simplifié la question en démontrant que, terme moyen, la chaleur de l'écorce terrestre augmente d'un degré par 33 mètres, en descendant vers le feu central admis par Buffon. Ce fait intéressant a été plus spécialement démontré par MM. Elie de Beaumont, Cordier et Beudant. Peut-être ne devra-t-on recevoir cette théorie absolue q'avec une extrême réserve. En effet, si la progression était rigoureuse et constante, tous les silicates qui constituent l'enveloppe de la base du globe seraient en fusion à 20 kilom. de profondeur. Là doit, d'après l'hypothèse, régner constamment une chaleur de 666°. Il ne faudrait pas s'aventurer beaucoup dans le champ des conjectures, pour admettre que la pellicule qui nous protège contre ce foyer, et qui paraît si bien consolidée de nos jours, serait à l'état gazeux.

Toutefois, la théorie est vraie près de nous;

et pour en faire l'application au phénomène
qui nous occupe, nous prendrons pour
terme de comparaison le puits de Grenelle
et les calculs du savant Arago. Si, foré à
540 mètres, ce puits fournit de l'eau à 28°,
celui de Lamotte la donnerait à une température de 56, en admettant le double de
profondeur, c'est-à-dire 1,080, et 60° à une
profondeur de 1,980 mètres. Remarquez
néanmoins que ce calcul serait encore sujet
à erreur ; car pour s'élever d'un point que
nous ne saurions apprécier, et arriver à la
superficie du sol, l'eau de la source en
question perd nécessairement de son calorique en traversant des milieux moins chauds.

J'ai prouvé ailleurs que les observations
météorologiques ne suffisent pas pour éclairer
la question de salubrité d'un pays. J'ai dit, en
esquissant la topographie médicale de Barce-
lone, qu'une pierre de touche plus positive,
plus sûre, était l'étude du sol géologiquement
considéré, et par-dessus tout la connaissance de la végétation. Si le sol est argileux,
s'il retient à sa surface les eaux pluviales,
s'il produit des plantes aquatiques, il est

malsain. Mais s'il est couvert de végétaux qui
prospèrent sur des plans inclinés, pierreux,
loin des étangs, des marais, tenez pour certain qu'il ne donne naissance à aucune émanation malfaisante. Telle est, encore une fois,
la constitution physique de la campagne qui
entoure le château de Lamotte.

M. le docteur Buissard a cité, dans sa
première publication, une note inédite de
M. Gueymard qu'il est bon de reproduire ici.
« Les bases des montagnes du bassin de
Lamotte appartiennent aux grès à anthracite.
Suivant quelques géologues, ces grès seraient
contemporains du grès houiller. M. Elie de
Beaumont place les grès à anthracite des
Alpes sur le même horizon que le second
étage du *lias*. Ceux de Lamotte sont recou-
verts en couches concordantes par des calcaires noirs renfermant des bélemnites. Ces
calcaires sont jurassiques, et forment le second étage du calcaire à gryffées arquées. »

Le monticule, sur le point culminant du-
quel s'élève l'établissement, forme une pres-
qu'île que les deux ruisseaux dont j'ai parlé
bornent de chaque côté ; circonstance qui

ajoute à l'effet pittoresque et majestueux de la situation. Leur direction est telle qu'ils marchent en se rapprochant pour se confondre et former cette magnifique cascade, qui se précipite perpendiculairement à 130 mètres de profondeur, tout à côté des sources thermales et du Drac. La Suisse n'offre rien d'aussi beau, et la chute du lac Erié dans l'Ontario ne l'emporte en magnificence que par l'immensité de son volume. Mais quel spectacle imposant que cette cascade blanche d'écume, alimentée sans cesse par les neiges des sommets alpins, ayant pour lit un calcaire noir! que ce Drac qui, semblable au Styx, gronde et court avec la rapidité de la flèche! que cette eau brûlante qui sourd intacte et pure à côté des eaux glacées!

En examinant, ce qui n'a pas lieu sans effroi, ce sombre précipice où se passent ces imposants phénomènes, on ne saurait se refuser à l'idée d'une grande dislocation avec soulèvement des antiques dépôts calcaires (1). Le renversement des deux mon-

(1) La concordance des strates est-elle bien démontrée sur ce point?

tagnes en sens opposé aurait laissé une espè
de faille ou d'affaissement qui a préparé
lit du torrent. Dès lors ce fond d'entonnoi
bien qu'il ne soit pas formé par des roch
cristallines ou d'origine ignée, pourrait bie
être considéré comme un vrai cratère vo
missant, au lieu de laves, une onde bouil
lonnante et d'origine vraiment plutonique

Le voisinage des roches plutoniques (gra
nit ou gneiss) du bourg d'Oisans, du Freney
permet de rattacher ce cataclysme à l'époqu
du soulèvement des Alpes occidentales et à
la formation du mont Viso. Ces roches sont
partout mises à nu dans cette magnifique
route, due au génie des deux frères Perrin,
tracée le long des montagnes abruptes, et
suspendue sur les plus profonds abîmes.

Tout à côté des sources, le Drac roule ses
flots sur un sable caillouteux. Sa pente est
si rapide qu'il ne laisse aucune trace, aucune
flaque d'eau. Sur ses rives on trouve quelques espèces rares de saules, et entre autres
le *Salix villarsiana* (1). Le *Cytisus laburnum*

(1) On devrait dire : *Salix Villariana.* Les sa-

y étale avec orgueil ses belles guirlandes jaunes à côté d'autres espèces. Les bords pierreux du torrent et de ses affluents sont tapissés par l'*Ippophae rhamnoïdes*, qui prodigue en automne le luxe de ses baies d'or. Non loin de là, et surtout sur les hauteurs qui dominent l'Ebron, autre affluent du Drac, j'ai cueilli en abondance le *Dorychnium herbaceum*, jolie plante qu'on ne connaissait que dans les îlots du pont de Clay, où elle est peut-être perdue, et aux environs de Chambéry. Elle me fut indiquée par M. le curé du monestier de Clermont.

Dans mon second voyage, j'avais complété le catalogue de la riche flore du canton de Lamotte et de ses environs, depuis le Monteynard jusqu'à Cornillon, Oriol et Mens. La reproduire ici m'a semblé superflu. Je dois néanmoins signaler de nouveau le *Rhus cotinus*, sumac aromatique, fort abondant dans les montagnes de l'arrondissement de Grenoble. J'insiste sur ce fait, afin qu'on enrichisse la matière médicale de ce pré-

vants se sont obstinés à gratifier d'un *s* le nom de notre célèbre *Villar*.

cieux végétal, qui, à mon sens, pourrait
remplacer la salsepareille. M. le professeur
Montain a pris l'engagement de se livrer à
des recherches à ce sujet. Les médecins de
Grenoble rendraient un véritable service à
la science et à l'humanité s'ils s'emparaient
aussi de ce médicament, que les Américains
du Nord emploient, ainsi que le *Rhus gla-
brum*, comme fébrifuge. Ses feuilles sont
sudorifiques.

Le *Rhus cotinus* se trouve abondamment
sur les hauteurs de Saint-Martin-d'Hères,
de Gières, de Vif. Il est sans doute dans
cette dernière commune un objet de commerce pour la teinture; car, dans l'été de
1842, la promenade qui longe la Gresse en
était couverte. On l'exposait ainsi au soleil
pour être séché.

Après cette longue digression, je reviens
à mon sujet principal. Il y a dans le fond
de l'entonnoir dont il a été parlé, page 17,
deux sources principales, celle de la *Dame*
et celle du *Puits*. La première est peu abondante, et filtre à travers quelques fentes de
rocher. On pense qu'avec des fouilles et en

creusant une voûte, elle pourra fournir un volume considérable. Les buveurs qui, pendant les beaux jours, adoptent comme but de promenade ce site, où tant de contrastes réveillent tant d'émotions, vont puiser dans le bassin qui la reçoit, et boire la quantité d'eau qui leur est prescrite. Plusieurs suintements à travers d'autres crevasses laissent l'espoir d'obtenir des résultats fructueux, lorsqu'on aura achevé les immenses travaux dont on s'occupe avec activité.

La seconde source, ou celle du *Puits*, sort d'une voûte creusée aux dépens de la montagne, et d'un forage assez profond. Une machine hydraulique puise l'eau et l'élève jusqu'au château, siége de l'établissement. On se sert habilement de la puissante cascade pour faire mouvoir la machine, et ce moteur remplace avec avantage le combustible et la vapeur. Une raison puisée dans la science a voulu que les tuyaux de conduite fussent étroits et toujours remplis : c'est le moyen d'assurer la conservation parfaite du liquide. Ainsi se passe dans l'économie animale le grand phénomène de la circulation artérielle. Je dirai quelque part qu'une des sources de Cauterets devait à une disposition contraire l'altération qu'elle subissait dans son trajet.

Analyse.

Des flacons bouchés à l'émeri furent remplis avec soin et pendant une saison favorable. Lorsque nous les examinâmes, M. Henri et moi, après ce long trajet, l'eau conservait sa limpidité originaire et n'avait pas la plus légère odeur ; seulement quelques rares flocons ocracés se laissaient apercevoir. L'ébullition lui faisait perdre un peu de sa transparence, et il s'échappait alors quelques bulles de gaz acide carbonique, dont l'excès tenait les carbonates alcalins à l'état de bicarbonates solubles.

	Source du Puits, sur 1,000 grammes.	Source de la Dame, sur 1,000 grammes.
Acide carbonique libre — quantité indéterminée.		
Carbonate de chaux.	0,80	0,64
— de magnésie.	0,80	0,64
Sulfate de chaux.	1,65	1,40
— de magnésie.	0,12	0,10
— de soude anhydre. . . .	0,77	0,67

	Source du Puits, sur 1,000 grammes.	Source de la Dame, sur 1,000 grammes.
Chlorure de sodium.	3,80	3,56
— de magnésium.. . . .	0,14	0,12
— de potassium.	0,06	0,05
Bromure alcalin..	0,02	traces sensibles.
Silicate d'alumine.	0,02	0,05
Crénate et carbonate de fer.. .	0,02	0,014
Manganèse..	traces.	
Eau.	992,60	993,396

Les deux premiers sels étaient d'abord à l'état de bicarbonate, et avaient perdu, ainsi que je l'ai dit, par l'évaporation un équivalent d'acide. Cette circonstance et tant d'autres qu'on pourrait énumérer, prouvent qu'il n'est pas indifférent de prendre les eaux à la source ou à de grandes distances. La source du Puits contient 7,40 en matière fixe ; celle de la Dame 6,704. Cette différence dans les proportions est attribuée à des filtrations. Mais la dernière convient mieux à certaines constitutions délicates, et doit être, dans bien des cas, conseillée de préférence en boisson.

La composition de ces eaux a, sous quelques rapports, de l'analogie avec celles de

Bourbonne, analysées par MM. Chevalier et Bastien. Elles renferment les unes et les autres des bromures alcalins et des chlorures de soude, d'où on a dit qu'elles étaient *chloro-bromurées*. Balard avait déjà signalé le bromure de potassium dans les eaux de *Balaruc*. Celles de *Cransac* sont froides et fournissent à l'analyse quelques produits voisins de ceux-ci; mais ils se présentent sous forme de sel sulfaté, ce qui en change et la nature et l'action sur l'économie animale.

Projet de déplacement.

Les progrès prodigieux des sciences d'observation et d'analyse venaient d'inspirer à un haut degré la confiance dans l'efficacité des eaux de Lamotte, en faisant connaître leur composition intime, ainsi que leur action. Alors un enthousiasme, qui n'était ni exagéré ni au-dessus de leur puissance médicale, électrisa une foule de têtes bien intentionnées dans la capitale du département et dans celle du Rhône. Toutes les bourses

furent ouvertes, et des sommes considérables proposées. Cette généreuse émulation,
qui a eu tant de retentissement, atteste et
les effets connus de ce moyen appliqué à la
thérapeutique, et tout ce qu'il présentait
d'espoir pour l'avenir.

Quatre idées dominantes furent d'abord
mises à jour : 1° les conduire à Champs,
2° à Vif, 3° au château d'Avignonet 4° à
Grenoble. On abandonna bientôt les trois
premiers projets en faveur du dernier. Mais,
par une fatalité inconcevable, on sembla
avoir oublié le plus sensé de tous, celui de
les laisser où elles sont; et toutes ces idées
romanesques s'évanouirent bientôt devant
les sommes immenses qu'il aurait fallu sa-
crifier pour dénaturer ce qui est si bien.

La commune de *Vif*, située dans une
plaine ouverte, riante, salubre et de facile
accès, aurait pu seule revendiquer l'établissement en sa faveur, s'il y avait eu nécessité
absolue de le déplacer. Alors le projet du
chemin de fer, si ingénieusement conçu par
M. Cunit, ingénieur des ponts et chaussées,
aurait répondu avec quelques chances de

succès aux exigences de ceux qui jugent avantageuse la nécessité d'un déplacement.

Quant au dessein de les faire arriver à Grenoble, on s'est aperçu, après de longues conférences et de profondes discussions, qu'il n'aboutirait qu'à ensevelir des sommes immenses et à plonger les actionnaires dans des spéculations malheureuses. Le long trajet ferait perdre aux eaux non seulement leur réputation et leur qualité, mais encore le prestige qui s'attache autant à leur haute température qu'au voisinage de leur émergence.

J'ai déjà combattu ce plan gigantesque alors qu'il était à l'état d'embryon ; et maintenant je raconterai avec ma franchise accoutumée les impressions et les nouvelles réflexions qu'il a fait naître en moi ; mais je prie de ne pas oublier que je professe le plus grand respect pour les opinions de chacun, et qu'en écrivant je fais abnégation totale de ma personne.

Ici la question est complexe, elle doit être envisagée sous deux rapports principaux, le spéculatif et le médical.

M. de Miribel, magistrat aussi prudent
qu'éclairé, sembla d'abord accorder ses
sympathies à cette grande œuvre, et son
conseil municipal n'y resta pas étranger. On
voulut s'éclairer, tout fut fait avec maturité,
et une commission composée d'hommes de
talent, et plus spécialement d'ingénieurs, fut
instituée. Elle était indispensable ; mais il
en aurait fallu une autre, indépendante de la
première, et où l'on n'aurait appelé que des
médecins et des pharmaciens – chimistes.
Grenoble fut de tout temps une pépinière de
savants praticiens. Faire un appel à leurs
lumières, c'était les mettre en mesure de
juger les hautes questions médico-chimiques
qui se rattachaient à ce déplacement. Heureusement que la commission sonda avec
promptitude l'abîme des inconvénients qui
se pressaient en foule. Examinons-les nous-
même.

Les tuyaux de conduite auraient à parcourir de nombreuses sinuosités, si même on
n'avait à creuser des *tunnels*. Dans toute hypothèse, au lieu de 32 kilomètres, on serait
dans l'inévitable nécessité de prendre et d'a-

dopter des détours qui allongeraient la ligne; et à côté de cette ligne vous avez le plus redoutable des ennemis, le Drac, dont les envahissements franchissent et détruisent les plus solides endiguements.

Les estimations approximatives qui dérivent des études faites sur le tracé et les travaux d'art, évaluent la dépense à des calculs effrayants : douze cent mille francs à deux millions pour ce premier objet et la pose des tuyaux! plus, une somme considérable pour l'achat d'une ligne de terrain d'une longueur de 36 à 40 kilomètres! plus, l'acquisition des sources, considérées comme une richesse par les propriétaires; celle du château, de son mobilier, de tout ce qui constitue l'établissement; et enfin celle de son territoire, évalué à 44 hectares.

Viennent ensuite le choix d'un vaste emplacement dans Grenoble, d'immenses constructions à établir sur un sol nu, l'achat des passages à travers les fortifications, autorisation que vous pourriez bien ne jamais obtenir : et vous n'aurez, après toutes ces difficultés vaincues, qu'un faible aperçu des sommes qu'engloutira une entreprise, défendue à la vérité avec talent, mais avec trop de ténacité.

Il y a dans la pratique deux espèces de barrêmes, le positif et le fictif. Nous appellerons ce dernier le barrême des ingénieurs et des architectes. Interrogez tout propriétaire qui a fait construire ou simplement réparer sur *devis préalable;* il vous répondra que 2 et 2 ne font pas 4, mais 8 ou 12. 4 et 4 ne font pas 8, mais 16, souvent 20, quelquefois 30.

Voici l'*épimythium* de cette manière de compter qui n'est rien moins qu'une fable : c'est qu'en estimant avec la plus sévère probité vos dépenses à trois millions, vous aurez à en débourser six au moins, et que ces trois cent mille francs de rente, qu'il vous faudra payer annuellement, n'en obtiendront pas vingt dans les produits.

Ne soutenez donc pas, je vous prie, qu'en refusant votre association, on fait le malheur de Grenoble ! Moi je vous dis qu'en déplaçant les eaux, bien que je rende pleine justice à la pureté de vos intentions, la foule

abandonnera les Alpes dauphinoises po
les Vosges, et que vos actionnaires sero
ruinés. N'oubliez pas que naguère encor
notre département s'est vu spolié de cin
quante millions par des faillites que toute l
sagesse humaine n'aurait pu prévoir.

Que si, toujours animé, électrisé par de
vues larges et généreuses, vous voulez as
surer la prospérité de la ville, agrandir so
système de relations commerciales, réveille
ses moyens d'industrie, asseoir sa prospérité
sur une large base, hâtez-vous de solliciter,
avant même la confection des grandes li-
gnes, une tète ou embranchement de chemin
de fer partant du Rhône vis-à-vis Annonay,
ou de Vienne, si cela vous paraît mieux.

Un observateur qui, placé sur la rive gauche du Rhône vers le *Péage*, verrait ce
groupe de montagnes qui touchent aux nues,
et au milieu desquelles on cherche la ville
de Grenoble, ne supposerait jamais qu'elle
fût accessible à un chemin de fer. Il n'est
pas moins vrai qu'on trouverait à peine une
localité d'environ 60 ou 80 kilomètres pré-
sentant moins d'obstacles. Suivez la Valoire

par *Beaurepaire*, *Saint-Étienne*, *Brezin*, la plaine de *Bièvre*, qu'on peut également atteindre par le bas de *la côte Saint-André* jusqu'à *Rives*, à peine les pentes vous présenteront-elles 3 ou 4 millimètres. Pour éviter le précipice de *Rives*, on se détournerait sur la gauche par *Voirons*, ou sur la droite par *Tullins*. Ici l'intelligence des ingénieurs saura bien triompher des difficultés.

Il règne aujourd'hui une activité surprenante pour le perfectionnement de ces nouvelles routes. Tous les esprits sont dirigés vers ce point, car on n'a pas le dernier mot de l'art. Déjà MM. Séguier et Faulcon ont proposé les roues horizontales pour prévenir le déraillement et franchir les hauteurs; M. *Hallette*, son tube propulseur par la pression atmosphérique; enfin M. de *Jouffroy* dit qu'avec son système on trouve *sûreté, économie, vitesse, impossibilités vaincues*. Il ne manque à ce dernier, *système complet dans son ensemble*, que d'être expérimenté, je ne dis pas sur une grande échelle, mais sur une échelle difficile. Car l'inventeur affirme qu'avec son appareil les travaux d'art sont pres-

que inutiles, puisqu'il peut monter 40 et
même 50 millimètres. La moitié ou même le
quart nous paraîtrait bien suffisant. Au reste,
il faudra bien peu d'années pour que tous
ces grands problèmes soient résolus.

Lorsqu'il s'est agi de la grande ligne de
Paris à Lyon, une lutte désespérée s'est en-
gagée entre les départements de l'Yonne et
de l'Aube. Le conseil général de l'Yonne,
pour obtenir la préférence, a voté 1,000,000;
et tous les conseils municipaux, au moyen
de deux ordres de souscriptions, ont complété la somme nécessaire à l'achat de tous
les terrains. Faites ainsi pour vos 60 kilomètres, et le gouvernement, il est permis
de l'espérer, vous concédera d'autant plus
volontiers ce moyen de prospérité et de richesses, que Grenoble est une ville de guerre
de premier ordre, et une tête importante de
voie stratégique.

Alors voici les avantages incommensura-
bles dont la cité fera la conquête : ce *rail-way-*
là sortira de l'impasse qui l'isole du monde
entier. Le réseau des chemins de fer étant
terminé en France, elle sera mise en rapport

avec l'océan Atlantique par le Havre et Paris;
avec le centre de la France, par Lyon et
Annonay; avec l'Orient et l'Afrique, par
Marseille. *Grenoble* servirait d'entrepôt et de
transit pour la Suisse par Genève ; pour le
nord de l'Italie par la Savoie. Si ce beau rêve
se réalisait, cette superbe cité, dont la po-
pulation diminue chaque jour, ainsi que
vient de le démontrer le docteur Albin Gras,
verrait renaître incessamment l'aurore de sa
grandeur et de sa gloire.

On parle aussi d'un chemin miraculeux,
vraiment aérien, dont j'attribue l'origine à
ces casse-cous qui furent jadis appelées *Mon-*
tagnes russes. On volerait plus vite que le
vent des tempêtes, qui ne parcourt modeste-
ment que 32 lieues métriques à l'heure.....
Et la montotienne, tonneau flottant qui, en
cinq jours, franchirait le vaste Océan pour
arriver en Amérique!!!

En France, où le peuple est éminemment
rieur, on tourne dès l'abord toute innovation
en dérision, et on la repousse impitoyable-
ment sans examen. Sur ces entrefaites, la
froide Angleterre s'empare de nos décou-

vertes, se les approprie comme une conquête propre. Oh! alors, l'orgueil national se réveille; et lorsqu'un siècle s'est écoulé, nous dissertons gravement sur la priorité: nous exhumons *Papin* pour l'opposer à *Fulton!*

Quant à moi, je crois à tous les prodiges de la puissance humaine; et, comme je n'ai aucune capacité pour juger les inventions mécaniques; protégé d'ailleurs par le doute philosophique de *Descartes*, *initium sapientiæ*, qui n'admet et ne repousse rien avant que l'expérience ait parlé... j'espère et j'attends.

Emporté par mes idées philanthropiques et l'amour du progrès, j'oubliais que j'avais une tâche à remplir, celle de faire écrouler tout l'échafaudage élevé dans le but de diriger les eaux de Lamotte vers Grenoble.

Je dirai donc que vous n'avez point compté sur les accidents, les pertes par les infiltrations, les mélanges, les ravages des torrents, les éboulements, les incrustations dans les canaux dont toute la prévoyance humaine ne saurait calculer la fréquence, vu la quantité prodigieuse des matières salines.

Pour conserver le plus possible un certain degré de chaleur, on emploiera le corps le moins conducteur du calorique ; il faudra nécessairement avoir recours au bois (1) ; incessamment l'eau parcourant un si long espace, outre qu'elle déposera et perdra beaucoup de ses composés salins, arrivera imprégnée de matières organiques qui lui donneront un goût détestable. Elle sera même nuisible à la santé. Tout sera dénaturé ; et la voix publique, exagérant le mal, ce que j'accorde volontiers, anéantira sans pitié vos espérances.

Si on envisage la question sous le point de vue chimique, voici quelques considérations qu'il importe de ne pas négliger : les bromures alcalins, ballottés, aérés dans ce long trajet et au milieu d'une température d'abord assez forte, subiront des changements. Là où il y a de l'acide sulfurique et du chlore,

(1) Je sais qu'on pourra le remplacer par les tuyaux de verre ou de fonte entourés de poussière de charbon. Soit.

un bromure peut être facilement décomposé.

L'agitation, aidée de cette même chaleur, produira la formation de sels insolubles; soit par l'expulsion d'un équivalent d'acide carbonique, soit par cette loi de Berthollet : que deux sels solubles pouvant, par leur combinaison, former un sel soluble et un sel insoluble, la décomposition est forcée.

Voici sous d'autres rapports un exemple frappant des inconvénients qu'on peut craindre en faisant circuler trop au loin les eaux minérales. (Il y aurait une proportion à établir entre le temps qu'il faut aux eaux salines et aux sulfureuses pour se dénaturer.) L'une des onze sources de Cauterets, Pyrénées, étant à 116 mètres plus haut que le local des bains, l'eau descendait dans des conduits d'une grande largeur. On dit qu'un homme aurait pu les parcourir debout. Pendant ce faible parcours, l'oxigène de l'air transformait le soufre en acide sulfurique, qui s'emparait de la soude pour former du sulfate de soude au lieu de sulfhydrate, d'où le nom d'eau dégénérée. La perspicacité du célèbre Orfila saisit avec promptitude le vice de, ce sytème ; il conseilla de poser des tuyaux assez étroits pour qu'ils fussent constamment remplis d'eau ; alors l'acide sulfhydrique ne devait plus être dénaturé.

J'ai déjà fait comprendre que les médecins attachent le plus grand prix au choix des localités lorsqu'ils déplacent les malades. Le changement d'air est pour la moitié dans leurs espérances. L'atmosphère des villes est partout la même, on y suffoque l'été ; alors on fuit dans les champs pour respirer. Si les plaines ne suffisent pas, on dresse sa tente sur les hauteurs. *Quid faciamus Romœ ?* Ce refrain d'Horace trouve partout son écho, à Paris comme à Rome, à Lyon comme à Marseille, chez les désœuvrés comme chez les valétudinaires.

Je sais que l'air de Lamotte-les-Bains ne renferme pas plus d'oxigène que celui de Grenoble, ville d'ailleurs plus saine et bien mieux aérée qu'autrefois ; mais il possède moins de corpuscules étrangers, d'émanations insalubres que dans les lieux où il y a des populations agglomérées : on sent qu'il

4.

est plus élastique, plus frais, plus tonique.
Au milieu de cette atmosphère toute vitale
on marche avec plus d'énergie et de fermeté;
c'est un fait constant. Comment cette con--
sidération hygiénique, connue de tout le
monde, ne paralyse-t-elle pas des projets
qui mettraient les malades dans des condi-
tions tout opposées?

On a vu par les analyses que la source de
la Dame était plus douce, plus appropriée
aux constitutions délicates. Les médecins
font et feront désormais cette distinction,
comme on la fait à Vichy, comme on la fait
à Plombières et partout. C'est un point capital dans la thérapeutique. Par quel procédé
remédier à l'inconvénient de n'avoir qu'une
seule espèce de boisson? Par des moyens ar-
tificiels, des combinations pharmaceutiques?
Est-ce bien la même chose? Si vous le pen-
sez, le public pensera-t-il de même?

Si dans le long trajet le calorique s'é-
chappe, il ne faudra pas compter pour ranimer
la confiance sur la chaleur de nos foyers.
J'avais calculé que l'eau pourrait parvenir à
Grenoble avec une température de 30 à 32°,

C'est à peu près suffisant pour les bains et la boisson ; ce n'est point assez pour le vulgaire, qui estime une source thermale plus par l'excès de certaines propriétés que par ses justes proportions. La plupart des malades boivent à une température, dit le préjugé, qu'on ne saurait supporter si le liquide était échauffé artificiellement.

La source ferrugineuse n'est pas à dédaigner : c'est un trésor ajouté à tant de richesses locales. Elle suffira aux besoins de quelques malades, mais elle est trop peu abondante pour être transportée. La dépense excéderait les bénéfices de beaucoup.

Aux personnes que le luxe, l'ennui, les peines de la vie, les déceptions ont précipitées dans la langueur et dans cet état nerveux indéfinissable qui décolore la vie, il faut, disions-nous, des émotions, des sites variés et pittoresques, un air élastique, vierge de toute émanation méphitique. Or, rien, que nous sachions, ne présente des oppositions si brusques, si fréquentes, des contrastes si extraordinaires entre le beau, le riant et le mélancolique que Lamotte-les-Bains.

L'association nouvelle , usant des moyens dont elle dispose , a conçu et déjà réalisé en partie des projets admirables. Le local est fort agrandi ; des promenades sont tracées en pentes douces dans des bosquets délicieux ; une petite poste servira, ainsi que dans la vallée de Montmorency, aux calvacades de ceux à qui des secousses modérées seront recommandées. Aux eaux, tout doit être plaisir pour charmer les souffrances, pour dissiper l'ennui. L'art consiste à occuper tous les moments, afin de ravir son langage à la douleur.

Ceux qui dans la vallée de Montmorency ont été témoins de ces joies bruyantes, de cette gaieté qui épanouit le cœur pendant les promenades à cheval, comprendront aisément l'influence qu'elles exercent sur la circulation et sur le cerveau, régulateur suprême des fonctions organiques.

A quelque distance de Lamotte on voit les magnifiques lacs de Laffraie qui, aux orangers près, reproduisent l'image des lacs Majeur et de Côme. Les *Théories* partant de l'établissement soit en voiture, soit à cheval , auront là un but de rendez-vous des plus agréables. Là, sous une latitude également de 44°, le ciel est toujours azuré à l'époque de la saison des bains. M. Paul Breton, agent directeur, plein de cette intelligence qui saisit rapidement les créations utiles, organisera, sans nul doute, des moyens de promenades sur ces lacs, à 6 kilomètres de distance. Quelle puissante ressource pour réparer la santé que ce changement incessant de situation, et cette occupation de tous les instants, occupation fondée sur les plaisirs les plus doux, les plus purs! C'est ainsi que l'hygiène doit être entendue.

Non loin de ces lacs, après avoir traversé la Mure, on admirera peut-être un jour le plus grand prodige de l'industrie humaine, prodige que le génie des Seguin a rendu possible : je veux parler du pont de *Cognet*, qui rapprochera le *Trième* de la *Mataisine*. Plus étonnant que celui de *Fribourg*, sa longueur serait de 350 mètres sur 60 de profondeur.

On pense bien que l'acquisition d'un lac ne sera pas exclusivement consacrée à des promenades. L'art culinaire trouvera de grandes ressources dans l'abondance du poisson, et le régime des malades en éprouvera une influence salutaire.

J'insiste peut-être sur de petites choses; mais la science du médecin ne se compose-t-elle pas de tous ces-petits riens qui touchent à la vie? Pendant les grandes chaleurs des étés brûlants de l'Italie, de l'Espagne, disons même de nos contrées, un luxe bien entendu a trouvé l'art de conserver la glace. Ce n'est pas seulement un délice à ces époques, c'est dans toutes les saisons une grande ressource contre certaines affections où la dyspepsie est le caractère dominant, et dans de graves maladies qui ne permettent pas à l'estomac soit de digérer, soit même de supporter les plus légers aliments où les plus simples boissons.

Résoudre ce problème dans un établissement comme Lamotte-les-Bains, où rien de ce qui est utile et agréable ne doit être négligé, c'était triompher du dernier des obstacles, de la dernière difficulté; c'était enfin ajouter au confortable et aux ressources que l'art est en droit d'exiger dans de semblables établissements.

Des oubliettes taillées dans le roc sous le château, destinées sans doute jadis à des usages peu humains, ont été pendant l'hiver remplies de glace. Jamais elle ne manquera pendant les jonrs de la canicule; et tous ceux à qui leur état le permettra pourront en faire largement usage. C'est un moyen hygiénique ajouté à tant d'autres.

Je maintiens donc que le projet de déplacement, jadis en question, mais heureusement mort-né, aurait, s'il avait pu se réaliser, nui à la confiance que doit inspirer l'eau minérale prise sur les lieux; qu'il aurait constitué une perte sensible pour Grenoble, au moins sous le rapport de l'affluence des étrangers. Cette ville est et sera désormais le lieu de rendez-vous des nombreux voyageurs que les médecins dirigent vers les trois magnifiques établissements qui prospèrent, Lamotte, Uriage, Allevard.

Celui qui aurait été maître de choisir une situation favorable, dans l'intérêt de la santé et du rétablissement des malades, aurait sans doute adopté la localité de Lamotte-les-Bains, sauf à en rendre l'accès plus facile, ainsi qu'il a été fait. Après les raisons déjà exposées, nous ajouterons que cet établissement est situé près de deux sources gazeuses, celle du *Monestier de Clermont*, à 6 kilomètres, et celle d'*Oriol*, à une distance plus considérable. Je reproduis ici leurs analyses, et il sera facile de s'assurer par la nature des éléments qui les composent, sinon par les proportions, qu'elles ne diffèrent point de celles de *Bussang*, qui jouissent d'une réputation bien méritée. On verra aussi que je n'ai point exagéré en les plaçant au-dessus de celles de *Spa* et de *Seltz*. Les flacons, bien bouchés, seront transportés en une heure ou deux à Lamotte, et il ne s'échappera pas un atome de gaz. Outre le peu de distance qu'elles auront à parcourir, elles arriveront fraîches chaque jour sans avoir le temps de se décomposer. Il résulte, comme chacun sait, d'un consciencieux travail de MM. Caventou, Gasc, François et Marc, que le gaz acide carbonique est bien plus fortement retenu dans les eaux naturelles que dans les artificielles.

On échappera ainsi à un fléau qui a pénétré dans la société, celui de boire pour eaux de Seltz véritables, des eaux composées. Personne n'ignore quel trafic honteux s'est introduit depuis nombre d'années dans ce genre de commerce, qui livre au public une boisson aussi impure que malfaisante.

Dans le mois de juin 1841, j'avais l'honneur de transmettre les réflexions suivantes à M. le ministre du commerce et de l'agriculture, sur une source précieuse qui existait inconnue au *Monestier de Clermont*. « Elle est la propriété d'un particulier qui la tient exactement fermée. La profondeur du puits est de 30 centimètres; il s'échappe de sa surface de nombreuses bulles de gaz acide carbonique, et un faible dépôt de sesquioxide de fer s'observe sur le sol par où l'eau s'écoule. Rien n'altère sa limpidité; elle est agréable au goût, légèrement piquante, et contient dans de petites proportions quelques carbonates de chaux, des sulfates de soude, de magnésie, enfin des chlorures. Sa température était de 12° centigrades, alors que le ruisseau voisin en avait 15 et que la chaleur de l'atmosphère tenait le mercure à 21°.

» Le Monestier est une fort jolie commune, à l'entrée d'un vallon gracieux et fertile, encaissé par deux montagnes que couronnent de beaux arbres forestiers. Si la fontaine gazeuse était convenablement appréciée, elle attirerait dans le bourg quelques malades atteints de faiblesse d'estomac, de désordres intestinaux, de maladies des reins, et même d'affections catarrhales, en mélangeant pour celles-ci ses eaux avec du lait ou autre boisson appropriée à l'état de la poitrine. »

J'aurais désiré, dans l'intérêt du pays, qu'on fît un envoi de cette eau à l'Académie royale de médecine par l'organe du ministère. J'en fis la demande. J'ignore quel a été le résultat de ma démarche.

Heureusement que M. le docteur Leroy s'est chargé de répondre à ce vœu des habitants, et qu'il l'a fait avec une rare sagacité et un talent auquel il nous a accoutumés.

Analyse de l'eau du Monestier de Clermont, par M. le professeur Leroy.

Elle rougit la teinture de tournesol et précipite par l'eau de chaux.

Acide carbonique libre et demi-combiné. . . . 982
— tout-à-fait libre. 492
Azote. 24

	Anhydre.	Cristallisé.
Bicarbonate de chaux.	0,886	0,886
Bicarbonate de magnésie.	0,547	0,547
Bicarbonate de soude.	0,794	0,966
Bicarbonate de fer.	traces.	
Silicate d'alumine.	0,033	0,033
Silicate de chaux. . . . . }	0	
de soude. . . . . }		
Chlorure de sodium.	0,050	0,050
Sulfate de soude.	0,333	0,750
Sulfate de chaux.	0,015	0,019
Sulfate de magnésie.	0,016	0,033

Source d'Oriol, près de Mens.

Les eaux de *Bussang*, du *Monestier de Clermont*, de *Vichy*, contenaient du *bicarbonate de soude ;* et il paraissait étrange que celles d'*Oriol* n'en présentassent pas de traces, vu les rapports nombreux observés entre ces diverses sources. Mais de récentes recherches, publiées par *MM. Gueymard* et *Leroy,* ont prouvé que cet élément existait dans la cuve n° 2, cuve dans laquelle on n'avait pu puiser lorsque l'envoi fut fait à Paris. Il ne sera pas difficile, au reste, de saisir l'analogie parfaite entre Bussang et le Monestier, si on prend la peine de les comparer.

J'ai trouvé très curieux et fort intéressant pour la thérapeutique de mettre en regard sur deux colonnes l'analyse des eaux d'*Oriol* et celle des eaux de *Bussang*, faites par M. *Henry Ossian*, au nom de la commission des eaux minérales. Le lecteur suppléera par la pensée à ce qui manque au n° 6, le bicarbonate de soude n'ayant été découvert que plus tard.

	Oriol.	*Bussang.*
1. Rougit la teinture de tournesol.		*id.*
Et précipite l'eau de chaux.		*id.*
2. Acide carbonique libre. . . .	25 c.	41
3. Azote.	inaperçu	*id.*
4. Total des matières salines anhydres et cristallisées. . . .	1,177	0,34
5. Bicarbonate de magnésie. . .	0,630	0,15
6. Bicarbonate de soude.		0,64
7. Bicarbonate de fer.	0,012	traces.
8. Silicate d'alumine.	0,042	0,06
9. Silicate de chaux.	0,042	0,06
10. Silicate de soude..	0,020	0,06
11. Chlorure de sodium.	0,020	0,078
12. Sulfate de soude.	0,060	0,11
13. Sulfate de chaux..	0,060	0,11
14. Chrénate de magnésie et de fer.	0,042	peu.

L'exposé rapide qui a été fait des succès obtenus par M. le docteur Buissard pourrait me dispenser d'entrer dans de nouveaux développements, si je n'avais à cœur de compléter l'hydrologie médicale de l'établissement, et de faire apprécier tous les avantages que l'humanité souffrante pourra en retirer. Le malheur arrivé à celui de Vichy m'impose même l'obligation d'entrer dans de grands détails, puisque la diminution de ses eaux, momentanée sans doute, rend indispensable aujourd'hui celles de Lamotte-les-Bains, dont l'analogie frappe tous les esprits. C'est donc un bienfait providentiel que ce dernier établissement ait pris de nos jours un vaste développement.

Vichy, placé au centre de la France, jouit d'une renommée justement acquise, et ses piscines n'avaient nullement besoin d'exagération pour la rehausser. Les deux contrées pourront lutter d'efforts et ne se nuiront en rien. L'analogie dans la composition n'exclut pas les nuances dans l'action physiologique, de même qu'il y en a dans la présence de quelques uns des éléments.

Tout récemment le docteur Prunelle, inspecteur, a fait retentir les journaux de ses justes plaintes au sujet d'un puits artésien qui, foré au-dessous du niveau du puits carré à 110 mètres de distance, a produit une diminution de 78,182 litres d'eau, et de 91,143 sur l'ensemble des sources, en les engloutissant par une espèce d'aspiration. Cet événement est devenu une calamité publique en ce sens que le flot artésien noyant les principes minéralisateurs, ne jouira d'aucune propriété médicamenteuse. Il exhale même une odeur de gaz sulfhydrique qui caractérise le mélange d'éléments hétérogènes. Quelque chose d'analogue, et cependant moins fâcheux, a menacé les eaux sulfureuses de Gréoulx, Basses-Alpes, qui appartiennent à M. le député Gravier. Mais le forage, pratiqué dans la partie supérieure, n'a pu soustraire qu'un léger filet sulfureux, qui, mêlé à des filtrations étrangères, ne donne, dit-on, que des produits à peu près inertes. L'intérêt privé, l'intérêt public, l'équité enfin, veulent que les lois interviennent dans des questions de cette gravité,

Examinons maintenant quelques uns des produits pour voir si la balance dans les deux espèces d'eaux thermales n'est pas équilibrée.

De récents écrits ont paru pour prouver que celles de Vichy jouissaient de la propriété de détruire les calculs des voies urinaires et de guérir la goutte. Il s'agirait d'abord de poser ce problème : *Est-il prudent de guérir la goutte?* Quant à moi, j'ai observé et observé assez souvent que les infortunés qui se livraient en aveugles à toutes les recettes que la charlatanerie proclame chaque jour, abrégeaient leur existence, et que quelques uns ont péri d'une manière subite. L'art et la conscience veulent qu'on modère les accès, qu'on tempère les symptômes, qu'on calme les inquiétudes. Là s'arrête le devoir du médecin.

M. Leroy d'Étiolles, dans un mémoire lu à l'Académie de médecine, a montré combien la prétention de guérir ces infirmités par les eaux de Vichy était outrée, et combien même elle serait dangereuse si on l'envisageait d'une manière trop absolue,

C'est au bicarbonate de soude qu'on a at-
tribué le pouvoir de réduire les calculs. Il
est impuissant contre ceux que renferme la
vessie, et il agit, comme beaucoup de sels
alcalins, sur les sables et graviers des reins,
encore mous et friables, soit en activant la
sécrétion urinaire, soit en désagrégeant leurs
molécules par leur action dissolvante sur la
matière muqueuse qui les lie. C'est là l'opi-
nion de savants distingués, parmi lesquels il
faut citer le célèbre Thénard. Le Monestier
de Clermont et Oriol n'ont, à cet égard, rien
à envier à Vichy.

Les eaux de Lamotte doivent leur analogie d'action avec les précédentes à l'ensemble de leurs principes et à ces combinaisons intimes dont le laboratoire de la nature
a seul le secret. Pourquoi le brome, qui, à
l'égal de l'iode, est un agent résolutif, fon-
dant, ne jouerait-il pas un rôle actif et puissant dans ces sortes de cures? Pourquoi le
manganèse, pourquoi les chrénates ne joui-
raient-ils pas du même privilége?

De temps immémorial Contrexeville a été
en possession d'une grande renommée contre

les affections précitées, et cependant ses sources ne contiennent que des atomes de bicarbonate de soude. Ce sel est à Contrexeville comparé à Vichy, comme 0,021 est à 14,645, et nous ne sachions pas que la réputation de cet établissement ait jamais déchu. L'action de ses eaux est même si énergique, ce qui est dû à d'autres matières salines, qu'il faut bien se garder d'y envoyer ceux chez qui l'inflammation ou même une simple irritation prédomine dans l'appareil des voies urinaires.

M. Longchamps a découvert une matière bitumineuse et azotée dans les sources de Vichy. Comme médicaments, ces deux corps sont jusqu'ici sans valeur. L'azote, d'ailleurs, s'introduit dans nos tissus par des routes plus larges, plus puissantes, celles de l'alimentation ; et pour ne citer que le froment et les matières animales, nous dirons que ces substances en saturent continuellement nos organes par les voies digestives. Beaucoup d'autres sources, celles du Monestier, par exemple, en contiennent sans qu'on y attache la moindre importance.

L'emploi du brome, passé de nos jours dans la pratique, permet de considérer ce nouveau corps comme un médicament précieux dans quelques maladies, et surtout dans celles qui résultent d'un trouble quelconque des fonctions du système lymphatique. J'en ai fait usage contre les affections strumeuses, dans quelques engorgements des glandes du sein, des ganglions lymphatiques du mésentère, dans les hypertrophies du corps thyroïde. Le sommaire de mes recherches fut, à l'occasion du rapport de M. Henry, exposé à l'Académie et consigné dans son Bulletin dans les termes suivants, 1841 :

« Le brome est, par ses propriétés chimiques, voisin de l'iode, qui nous a rendu et nous rend chaque jour de si éminents services. Il est même placé avant lui dans la série des corps électro-négatifs, et on pouvait, *à piori*, en conclure que ses vertus médicamenteuses seraient au moins équivalentes. Mais ce que la science ne faisait que présumer, l'expérience est venue le confirmer. Or, sans parler de mes travaux sur le brome, il est permis de citer les succès qu'ont obtenus les docteurs Magendie (1) et Pourché dans les affections lymphatiques et surtout dans les maladies scrofuleuses. »

Enfin M. le docteur Boinet a employé avec succès le brome liquide et les bromures contre les engorgements cancéreux. Il est vrai qu'il les associait aux iodures, ce qui ne permet pas de discerner celui des deux médicaments qui avait ou plus de puissance ou une action directe.

Dans la séance du 14 août 1841, mon collègue, le docteur Patissier, rapporteur de la commission des eaux minérales, lut à l'Académie un savant travail pour les années 1838 et 1839. Il dit à cette occasion, page 1001 : *Aujourd'hui que les chimistes sont parvenus à découvrir la présence du brome dans les sources de Lamotte, Bourbonne, Balaruc et dans l'eau de mer, il est facile de se rendre compte de la puissance curative de ces eaux contre les nombreux désordres de l'affection scrofuleuse.*

Comme il s'agit d'un nouveau médica-

(1) Académie des sciences, 1831.

ment encore peu expérimenté et qui doit concourir à placer l'établissement de La-motte au premier rang, j'ai dû poursuivre la question et l'approfondir autant qu'il était en mon pouvoir. On découvre d'ailleurs dans l'étranger des sources qui renferment les mêmes éléments; et si les nôtres étaient moins connues, la nécessité forcerait les nationaux à porter au loin leur tribut. La source importante de *Heilbrunn*, en Bavière, à 8 milles de *Munich*, vient d'être récemment analysée par M. *Barruel*. Cet habile chimiste y a découvert, outre les iodures, une quantité notable de bromure de sodium, une matière organique qu'il croit analogue à l'acide chromique de Berzélius, et en définitive les autres substances qu'on retrouve dans les piscines de Lamotte. Mais il y aura toujours cette différence notable, qu'à *Heilbrunn* les bromures y dominent tellement que les eaux y sont repoussantes, tandis qu'ils se trouvent en de si justes proportions dans les nôtres qu'elles n'offrent rien de désagréable au goût ni à l'odorat.

Dans ma première notice j'avais signalé

conjecturalement, comme pouvant céder à l'emploi de l'eau bromurée de Lamotte, cette incurable *albuminurie* révélée par *Bright*, et si bien étudiée par MM. *Rayer* et *Martin Solon*. Cet espoir vient d'être réalisé, car M. le docteur *Buissard* publie à ce sujet un succès remarquable dans son deuxième compte-rendu.

Le conseil de diriger les hydropiques vers les établissements thermaux était en quelque sorte interdit; mais on discernait alors d'une manière obscure la nature des causes et les points de départ du mal. Les lésions du cœur, origine fréquente de la dégénérescence hydropique, n'obtenaient aucune amélioration de l'usage des eaux minérales, qui même aggravaient les symptômes. Quelques gouttes d'acide azotique jetées dans les urines suffisent aujourd'hui, si elles précipitent de l'albumine, pour être fixé sur ce point important de l'étiologie dans les anasarques et les enflures limitées. Qu'est-ce qui guérit ici? Le manganèse, le bromure alcalin, les sels magnésiens, le chrénate de fer? Une de ces substances ou la combinaison de toutes? Le temps l'apprendra. Qu'il soit permis néanmoins d'ajouter une dernière réflexion, c'est que l'acide organique, dit chrénique, de même que l'acide lactique, rend le fer plus soluble, et par conséquent plus assimilable à notre économie.

La maladie dite de Pott (carie des vertèbres), les déviations encore peu prononcées de l'épine dorsale, les luxations spontanées (coxalgies), sont signalées comme pouvant être utilement traitées par l'emploi raisonné et longtemps continué de ces eaux; des exemples d'amélioration et même de succès ont été publiés. La gravité de ces maux est telle qu'elle ne permet pas sans imprudence de prononcer avec légèreté. Il faut attendre encore le langage de l'expérience, et se dire seulement que l'application du moyen, loin de nuire, sera toujours utile, ne fût-ce que pour fortifier l'ensemble de l'organisme.

Par une conséquence qui découle tout naturellement de ce qui a été dit, les tumeurs blanches, les engorgements glanduleux, les scrofules, le carreau (affection des ganglions lymphatiques du mésentère), le gonflement des ganglions du cou et celui du corps thyroïde (goître); la conjonctivite chronique, ophthalmie qui alterne ou marche simultanément avec le gonflement du nez et qui appartient bien réellement au groupe des altérations scrofuleuses; l'amygdalite chronique, quelques caries, les suites de fractures, les ankyloses incomplètes, certaines dermatoses ou maladies de peau, les ulcères atoniques et variqueux trouveront dans l'usage séparé ou simultané des trois espèces de sources un remède aussi efficace que puissant.

Nous devons déclarer ici que l'impatience des malades est souvent le premier des obstacles à leur guérison; ils veulent recouvrer sur-le-champ la santé, ou bien ils perdent la confiance et se retirent découragés. Il est constant néanmoins que l'effet curatif des eaux ne se laisse apercevoir qu'après plusieurs mois de leur administration. C'est un agent perturbateur qui ne peut modifier l'organisme qu'en imprimant d'abord un certain trouble, et d'autre part les maladies chroniques exigent, pour s'amender ou disparaître, plusieurs saisons, plusieurs années de persévérance.

On a beaucoup vanté les thermes de Lamotte contre la paraplégie. Il y a quelque chose de vrai dans ces éloges ; mais il importe de ne pas perdre de vue l'étiologie si variée de cette impuissance des deux membres inférieurs ; elle n'est que le symptôme d'une cause obscure qui gène l'action vitale de la moelle épinière et l'influx nerveux sur les organes locomoteurs ; c'est à démêler cette cause qu'il faudra s'attacher.

Le docteur Gachet ne voulait pas qu'on en fît une panacée universelle, et il avait raison ; il les proscrivait dans les maladies inflammatoires, dans les lésions organiques du cœur, les hémorrhagies dites actives, les paralysies subordonnées à des foyers apoplectiques. Cela se comprend, puisque ces eaux sont stimulantes et qu'elles activent les mouvements de la circulation.

On doit au professeur *Bouillaud* une connaissance exacte de l'*endocardite* et de son traitement, que la maladie accompagne le rhumatisme articulaire aigu ou qu'elle soit idiopathique. Il est hors de doute que, s'il faut ici d'abondantes saignées, les eaux de Lamotte seraient tout-à-fait contre-indiquées. Cette réflexion est loin d'être déplacée, puisqu'elles sont recommandées dans des maladies analogues et voisines, telles que les gonflements articulaires chroniques, les rhumatismes invétérés, etc.

Mais les rétractions des membres, les névroses, les intumescences des glandes du sein, la métrite chronique, la leucorrhée, les ulcérations superficielles du col de l'utérus, les antéversions et les rétroversions de cet organe qui reconnaissent pour cause la faiblesse, le relâchement des ligaments et des replis de membrane, sont modifiés avec bonheur par leur application. Je ne sache pas aussi que la chlorose (pâles couleurs) puisse résister à la combinaison des trois espèces d'eaux qu'on emploie à Lamotte, salines, gazeuses, ferrugineuses ; et croyez bien que l'énergie de cette médication simple l'emporte de beaucoup sur toutes les drogues que l'enthousiasme a élevées jusqu'aux nues.

6.

Tous les médecins qui se sont occupés des sources de Lamotte, *Nicolas*, *Billerey*, *Billon*, etc., ont parlé des avantages qu'on en retirait dans les faiblesses de l'estomac, contre les flatuosités, les troubles de la digestion, la paresse des premières voies, les catarrhes chroniques bronchiques, ceux de la vessie. L'engorgement de la prostate est considéré aujourd'hui comme une des causes les plus fréquentes des rétentions d'urine, causes qu'autrefois on plaçait trop fréquemment dans le groupe des paralysies. Les habiles chirurgiens de Paris, de même que ceux qui se livrent aux spécialités de la lithotritie, comme MM. Civiale et Leroy d'Étiolles, ont bien apprécié ce fait, et rendu par conséquent d'immenses services à l'art. M. le docteur Mercier est même parvenu à mesurer, au moyen d'un instrument particulier, le degré de développement de la prostate, et à constater la présence de brides valvulaires placées vers le col de la vessie, et qui trop souvent faisaient échouer le traitement des rétrécissements de l'urètre. Il est peu d'agents aussi efficaces que ces eaux contre la tuméfaction de cette glande, généralement inaccessible à l'action des médicaments.

Il est bien constant que les maladies cutanées se reflètent sur le foie et quelquefois sur d'autres organes. Il n'est pas moins vrai que le contraire s'observe assez souvent dans ces taches connues sous le nom d'hépatiques : c'est encore un genre de maladie qui cède aussi à l'emploi du même moyen.

Voilà une bien longue énumération! Eh! qui ne voit que ce ne sont là que des indications générales, et qu'il n'appartient qu'aux médecins de déterminer, de préciser les cas où le voyage de Lamotte peut convenir? Lorsqu'un homme de l'art a pris une connaissance exacte de la nature de telle ou telle source, lui seul est juge de ce qui convient à telle ou telle affection.

Il me reste à parler des fièvres intermittentes. Au premier aperçu, il semble étrange de classer ce groupe de maladies au rang de celles que les eaux guérissent. Je dis les eaux , car celles dont je donne l'hydrologie ne sont pas les seules qui jouissent de cette propriété. M. *Jules Termes* l'attribue comme un fait connu et avéré à l'établissement de *Saint-Gervais*. Il importe, au reste, d'admettre ici trois agents principaux qui contribuent à l'extinction de la périodicité : l'éloignement du sol où la maladie a été contractée, l'influence de la localité nouvelle qu'on vient habiter, enfin celle d'une boisson éminemment diurétique. L'obstruction de la rate, que j'ai désignée sous un nom plus convenable, intumescence ou *splénocèle*, source perpétuelle de retour, cède probablement à son action. Que sais-je si le mouvement perturbateur imprimé ne réclame point une forte part dans l'acte de la guérison?

Double, M. le professeur *Chomel* et moi, sommes les trois premiers médecins qui avons employé la quinine dès l'instant que cet alcaloïde sortit de l'officine de *Pelletier;* mais c'est à mes travaux que le public médical doit de l'employer avec hardiesse (1). J'ai démontré, en effet, qu'en administrant le sulfate de quinine à des doses de 2 à 4 grammes en vingt-quatre

(1) Voir l'excellente thèse du docteur Silvy.

heures, non seulement on faisait disparaître subitement les accès des fièvres intermittentes, mais encore qu'on opérait simultanément la résolution du *splénocèle*.

Le professeur Piorry, si puissant en diagnostic, a fortifié et confirmé mes recherches sur un fait aussi important de thérapeutique, et il m'attribue tout l'honneur d'une découverte qui touche de si près aux intérêts de l'humanité. Enfin mon collègue Mêlier, dans un excellent mémoire lu à l'Académie royale de médecine et publié par cette compagnie, dit que dans les premiers temps on m'accusait de témérité à l'occasion des fortes doses que j'employais; mais que l'expérience a triomphé de toutes les vaines clameurs, et que pleine justice m'a été rendue.

A mes yeux, la quinine est de tous les médicaments le plus précieux sans aucune exception; sa découverte est dans les sciences médicales le plus grand progrès des temps modernes. Bien des statues sont élevées à la mémoire d'hommes qui les ont moins méritées que Pelletier et Caventou.

On jugerait fort mal mes motifs si ce que
je viens de dire sur la quinine était considéré
comme un épisode déplacé. Il importait,
pour éclairer les nouvelles indications à em-
prunter aux eaux, de faire apprécier convenablement le mérite de la quinine. Qui ne
sait qu'en thérapeutique il n'y a point de
loi absolue, et que parfois le plus sûr des
médicaments rencontre d'insurmontables
écueils?

En se plaçant dans cette hypothèse, il y
aurait plus que de l'imprudence à poursuivre
avec acharnement l'administration des alca-
loïdes. Dans de semblables occasions, mon
obstination m'a fait éprouver quelques mé-
comptes. C'est alors qu'au lieu d'envoyer
un malade dans un lieu insalubre, ou seulement dans une localité qui, sans passer
pour telle, est, à des périodes plus ou moins
éloignées, sujette à des fièvres intermittentes,
il faut choisir un sol favorable qui ajoute à
sa puissante influence l'influence des eaux
thermales. Avec cette combinaison, on ac-
querra la certitude que la cure des fièvres
d'accès sera complétée ou achevée.

Pour la plupart des maladies difficiles à
déraciner, il est d'usage de prendre plusieurs
saisons. On entend par ce terme une durée
de 20 à 25 jours, à la suite desquels une
semaine ou plus de repos est rigoureusement
indispensable. Cette maxime s'applique par-
ticulièrement aux raisons qui ont rendu nécessaire l'emploi des eaux dans les fièvres
intermittentes. On ne doit s'en éloigner qu'a-
près avoir vu disparaître le teint jaune ter-
reux, la dyspepsie, la faiblesse générale, et
toute espèce d'embarras dans les viscères
abdominaux.

Mode d'administration.

Il appartient, ai-je dit, aux médecins qui
dirigent les malades sur un établissement
thermal, de régler le régime que la nature
de la lésion organique commande. A défaut
de prescription, l'inspecteur est là qui a pour
mission d'établir une surveillance de tous
les instants. La consultation, si on ne s'en
rapporte pas au médecin résidant, indique
ce qu'il convient d'observer sur les bois-

sons, leur nature, leur quantité, leur mélange s'il y a lieu ; sur les bains, les étuves, les douches descendantes, ascendantes, latérales ou obliques, l'époque des interruptions, des reprises, etc.

On se souviendra que les eaux de Lamotte sont éminemment diurétiques, souvent laxatives, et provoquent facilement la diaphorèse.

Celles du Monestier et celles d'Oriol jouissent de toutes les propriétés attribuées aux eaux gazeuses, comme Contrexeville, Saint-Galmier, Chateldon, etc.

La source ferrugineuse où domine le sulfate de fer a de l'analogie avec les sources de Passy, Forges, Provins, Cransac, etc.; elle est même beaucoup plus active, et veut être mitigée par l'addition d'une boisson inerte.

Je termine par une pensée de Marc, Piorry et Patissier, à savoir : que les eaux ferrugineuses réussissent en rendant au sang le cruor dont il est privé.

FIN.

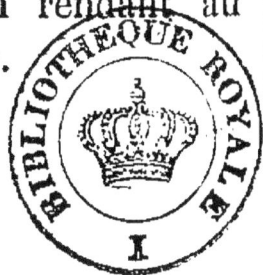

www.ingramcontent.com/pod-product-compliance
Lightning Source LLC
Chambersburg PA
CBHW071237200326
41521CB00009B/1517